MANIPOLAZIONE MENTALE E PNL

Il Manuale Completo e Pratico Sulla Manipolazione Della Mente Umana, Il Linguaggio Del Corpo e PNL: Come Manipolare, Persuadere e Controllare la Psicologia Umana

Copyright © 2020 – Edoardo Pilato

Quest'opera è coperta dalla legge sul diritto d'autore. È vietata ogni riproduzione, anche parziale, non autorizzata.

Tutti i diritti appartengono a: Edoardo Pilato

INFORMAZIONI SU QUESTO LIBRO

La programmazione neuro-linguistica (PNL) è utile per modificare il subconscio: per eliminare una convinzione o per crearne una nuova, per sostituire cattive abitudini o per svilupparne nuove. È in grado, inoltre, di aiutare a gestire gli stati emotivi a proprio piacimento e di eliminare il conflitto interiore.

Il rovescio della medaglia della programmazione neuro-linguistica è che richiede un certo tipo di allenamento per essere efficace e proprio perché la maggior parte di ciò che diciamo o facciamo è fuori dalla nostra consapevolezza, è molto difficile utilizzare la PNL su noi stessi.

Ad esempio, se dovessi chiedere ad una persona d'affari di successo in che modo è riuscito ad affermarsi, molto probabilmente darebbe una risposta vaga. Consciamente, non sa che cosa ha fatto la differenza e quindi non può dare una risposta precisa. In conclusione, spesso **non siamo consapevoli** di quello che facciamo – lo facciamo e basta.

Hai mai dato per scontato qualcuno? Questo "qualcuno" farà quello che vuoi e tu potresti sentirti bene ma ci saranno segni di malcontento nell'altra persona – che sia il tuo coniuge, tuo figlio, il tuo collega a lavoro. Una possibile ragione potrebbe essere dovuta al fatto che, inconsapevolmente, hai la tendenza a manipolare le persone per farle agire o pensare come credi. Potresti non avere cattive intenzioni ma, nonostante questo, gli altri potrebbero notare qualcosa di strano nel tuo comportamento che tu non riesci a vedere.

Effetti della manipolazione

L'altra persona potrebbe esprimere dubbi in merito a cosa pensare e potrebbe sentirsi afflitto se non agisce come vuoi tu. O, magari, potrebbe pensare di non avere alternative oltre a seguire il tuo consiglio.

Nei capitoli di questo libro sono presenti molti spunti.

Cosa significa manipolare qualcuno?

Ottenere e scambiarsi favori fa parte della vita di tutti i giorni: anche nella maggior parte delle relazioni entrambi i partner provano ad influenzare l'altro. Questo non significa necessariamente manipolare. Per manipolare l'altra persona bisogna essere subdoli di natura e sembra che sia una dote naturale, presente in molti di noi fin da piccoli.

Nella manipolazione non esiste un rapporto di parità ma si identificano un vincitore (che conduce l'altro verso le proprie idee) e un vinto (la marionetta, i suoi bisogni non sono minimamente contemplati).

Dopo aver letto questo libro, avrai una visione più chiara sui seguenti argomenti:

- Cosa significa manipolare qualcuno
- Quali modi usiamo per manipolare gli altri
- Self-orientation come causa di manipolazione e altri punti correlati

SOMMARIO

Capitolo 1: Cos'e' La Pnl 1

    Utilizzare La Pnl Come Panacea 3

Capitolo 2: Persuasione 10

    Come Veniamo Influenzati 11

    Tecniche Di Persuasione 13

    La Persuasione Ha Bisogno Di Essere (Ri)Conosciuta. 16

    Come Influenzare Gli Altri Passando Per La Loro Mente 18

Capitolo 3: I Principi Della Persuasione 22

    La Reciprocita' 22

    Approvazione Sociale 26

    Apprezzamento 28

    Impegno E Coerenza 30

    Autorita' 32

    Scarsita' 34

Capitolo 4: Tecniche Di Persuasione 37

    Il Linguaggio Dell'influenza – Come Creare Un Profilo Delle Personalita' 39

Capitolo 5: Parole Persuasive 43

    Connettiti Con Le Emozioni, Non Con La Ragione 44

    Le Tecniche Di Persuasione Sono Morali? 47

    L'interruttore Magico (Non Si Vede Nemmeno!) Per Influenzare Gli Altri 51

    Modi Per Influenzare Le Persone 54

Capitolo 6: E Tu Sei Un Bravo Oratore? 59

Come Attirare L'attenzione Degli Altri (E Mantenerla) 60

Capitolo 7: L'ipnosi Non È Magia 62

Capitolo 8: Il Linguaggio Del Corpo 65

Linguaggio Del Corpo Quando Parli Pubblicamente ... 70

La Prima Impressione Conta? 71

Capitolo 9: Come Entrare Nella Mente Di Una Persona 73

Messaggi Subliminali 75

Come Controllare La Mente 76

Passiamo Alla Pratica! 78

I Segreti Del Potere Psicologico 79

Capitolo 10: La Manipolazione Nelle Relazioni 81

I Pulsanti Psicologici 82

La Manipolazione Emotiva 85

Perche' I Manipolatori Si Comportano In Questo Modo? 86

Capitolo 11: Come Influenzare Gli Impiegati E Aumentare La Produttivita' 88

Insoddisfazione Lavorativa 89

Capitolo 12: Crescita Personale: Trova La Pace Dentro Di Te 96

Cambia La Tua Vita 99

Conclusione 102

CAPITOLO 1
COS'E' LA PNL

Probabilmente hai già sentito questa sigla ma non hai mai approfondito il discorso.

Alcuni pensano che sia uno strumento di cambiamento efficace, altri non la possono sentire nominare e credono che sia una sorta di setta, oppure uno strumento di persuasione, altri ancora credono di sapere che cos'è, ma in realtà non hanno capito molto…

La ragione di tutta questa confusione è dovuta al fatto che la PNL non ha un'unica definizione.

PNL sta per Programmazione Neuro-Linguistica e si occupa dello studio dell'esperienza soggettiva, analizza come le persone organizzano il loro modo di pensare, le loro emozioni, i loro comportamenti per ottenere certi risultati ed esamina ulteriormente le differenze tra chi ottiene risultati nella media e chi, invece, è un maestro in quella determinata attività.

Approfondiamo singolarmente le parole che compongono la PNL.

Il termine "**neuro**" rappresenta il sistema nervoso e **la mente.**

Attraverso i cinque sensi viene catturata la realtà che percepiamo e viene archiviata nella mente, dando origine alla mappa neurologica.

La parola "**linguistica**" indica il **linguaggio attraverso il quale la mappa neurologica è tracciata.**

Il termine "**programmazione**" rappresenta invece l'insieme dei **comportamenti** che sono influenzati dalle mappe neurologiche e linguistiche.

La PNL è modellamento

Modellare è un processo che ha lo scopo di identificare un pattern, uno schema comportamentale in una persona che ha ottenuto risultati incredibili e lo rende replicabile.

In parole semplici, modellare è il processo di individuazione di ciò che fa la differenza tra **una** performance di successo e una nella media.

Una volta individuata la strategia comportamentale, il modellatore la testa su sè stesso e, se ottiene il risultato eccellente, significa che il modellamento è stato svolto con successo.

La PNL è applicare le strategie che sono state modellate

Una volta identificati i pattern di successo, bisogna metterli in pratica.

Ecco alcuni campi di applicazione:

- Su sè stessi per migliorarsi e raggiungere con successo i propri obiettivi
- Nella comunicazione con gli altri per creare relazioni solide e durature
- Nella formazione
- Nel marketing e nella vendita a scopo persuasivo

Utilizzare la PNL come panacea

#1 raggiungere i propri obiettivi

Raggiungere i propri obiettivi non è come dirlo; bisogna essere motivati e bisogna diminuire il conflitto interiore con sè stessi.

Un obiettivo deve essere chiaro al nostro inconscio, quindi non può contenere una negazione (esempio: non voglio più essere povero), deve essere specifico al presente, deve essere raggiungibile ed ecologico.

Ecologico nel senso più puro del termine: deve rispettare te stesso e chi ti circonda.

Se, ad esempio, per raggiungere il tuo obiettivo devi rinunciare a vedere i tuoi cari o devi mettere a rischio la tua salute, è molto probabile che incontrerai delle resistenze che ti metteranno in difficoltà.

Per essere sempre motivati, bisogna avere bene in mente la propria gerarchia dei valori, ossia bisogna sapere perfettamente quello che è importante per te.

Questi valori definiscono le tue azioni e influenzano i risultati che ottieni.

Spesso, la gerarchia dei valori è inconscia, quindi, per definizione, non sei consapevole di quello che è più importante per te, mentre, quando definisci i tuoi obiettivi lo fai con la tua mente conscia.

Non conoscere i tuoi valori inconsci potrebbe creare

un conflitto interno dovuto al fatto che l'obiettivo che ti sei prefissato viola i tuoi valori e quindi non sarà possibile raggiungere quel risultato.

#2 convinzioni limitanti e convinzioni utili

Le convinzioni sono le tue certezze, quello che tu credi essere assolutamente vero relativamente a te stesso e a tutto ciò che ti circonda.

Queste convinzioni nascono a causa di diversi fattori, fra cui le persone che frequenti, la tua esperienza personale, il luogo dove vivi ecc. e possono essere limitanti quando ti ostacolano nel raggiungere i tuoi obiettivi.

Alcuni esempi di convinzioni limitanti sono i seguenti: continuare a ripetersi di non essere all'altezza della situazione, incolpare altre persone e non prendersi la responsabilità dei propri fallimenti.

Le tue convinzioni determinano il tuo stato d'animo che, di conseguenza, determina il tuo comportamento che, a sua volta, influenza i risultati che ottieni.

Proprio per questo motivo, devi cambiare le tue convinzioni limitanti ma, per poterlo fare, devi innanzitutto identificarle.

Uno dei metodi più efficaci per identificare le convinzioni limitanti è porre attenzione alle violazioni linguistiche (ovvero generalizzazioni, cancellazioni e distorsioni) che fai quando descrivi un problema.

Queste violazioni linguistiche seguono i seguenti pattern:

- Sostenere di conoscere che cosa pensa un'altra persona.
- Omettere chi ha espresso un giudizio.
- Attribuire ad eventi esterni la causa dei propri comportamenti o del proprio stato.
- Rendere sinonime due esperienze distinte.
- Cancellazioni di parte del contenuto di una frase.

Come si eliminano le convinzioni limitanti?

Per cambiare, devi riuscire ad avere una visione più ampia, o meglio devi guardare le tue convinzioni attraverso altri punti di vista.

Prova ad osservare come cambia la tua convinzione "dall'esterno" o dal punto di vista di un singolo evento che si è verificato nella tua vita.

Prova a colorare questa convinzione: che colore avrebbe se fosse utile invece che limitante?

Non esistono risposte giuste o sbagliate, semplicemente devi concentrare tutte le tue attenzioni al cambiamento della convinzione e le emozioni che questa variazione genera.

Un'altra tecnica per eliminare una convinzione limitante con la PNL è il re-imprinting.

L'imprint è la prima fase della vita durante la quale i genitori (e le persone più strette) ci trasmettono le convinzioni e i valori che abbiamo tuttora.

Il re-imprinting sfrutta il reframing, ovvero la riformulazione del modo di percepire una situazione per modificarne il significato.

Attraverso il reframing puoi liberarti in modo efficace della convinzione limitante.

***

Le convinzioni influenzano le tue emozioni: quelle utili fanno nascere emozioni positive, mentre le convinzioni limitanti generano emozioni negative.

Se la tua convinzione è quella di essere troppo timido per parlare in pubblico e non all'altezza, quando dovrai farlo per svolgere una presentazione, percepirai molte emozioni negative.

Sarai invece entusiasta di parlare in pubblico se sei sicuro di te e se farlo non ti crea il minimo imbarazzo.

Le emozioni, come le convinzioni, possono essere utili quando sono positive e ti supportano o limitanti quando ti ostacolano.

Le emozioni, a loro volta, influenzano il tuo comportamento automatico come la respirazione, il battito del cuore e il comportamento meno inconscio come mangiarsi le unghie o fumare, eccetera.

Per modificare i comportamenti, bisogna agire a livello psicologico modificando le convinzioni e le emozioni. Lo scopo è quello di generare nuovi comportamenti che permettano di avere più scelta di fronte agli eventi.

Il cambiamento può avvenire in tre modi differenti: esplosivo, evolutivo o ritardato.

Il **cambiamento esplosivo** avviene in breve tempo e stravolge la vita di una persona: ad esempio, con una tecnica di PNL ci si può liberare di una fobia che ci ha tormentato per tutta la vita.

Il **cambiamento evolutivo** è graduale e ti permette di evolvere giorno per giorno: ad esempio, leggere un libro ogni due mesi tra 10 anni avrà apportato a un grande cambiamento nella tua vita.

Il **cambiamento ritardato** matura nell'inconscio e, di conseguenza, non è percepibile ma c'è.

#3 relazioni negative e comunicazione

La comunicazione è uno degli elementi fondamentali nelle relazioni e con la PNL sarai in grado di risolvere i conflitti e di far percepire agli altri che le conosci da una vita.

Le tecniche di comunicazione ti permettono di far sentire le persone a proprio agio, di essere sempre compreso, di motivare le persone ad agire e di creare relazioni solide.

CAPITOLO 2
PERSUASIONE

Il termine "persuasione" genericamente si riferisce all'arte di modificare il comportamento altrui per mezzo di uno scambio di idee. Partendo da una prospettiva generale, si può considerare parte della vita di tutti i giorni in quanto molti di noi inconsciamente la applicano per ottenere ciò che vogliono – regali o favori.

Prova a pensare ai venditori: spesso cercano di convincere i clienti a comprare i loro prodotti utilizzando delle tecniche di persuasione in modo esagerato e poco etico.

Inoltre, la persuasione ha un significato ancora più profondo: si riferisce al potere di comunicare e influenzare la mente delle persone senza che questo venga notato.

Nella vita capita spesso di voler persuadere qualcuno in merito al valore di un'idea, di un concetto o di un prodotto. Capire cos'è la persuasione può essere molto utile sia a lavoro che in famiglia. Nel mondo del lavoro c'è molta competizione per i clienti e se sai come funziona la persuasione, allora potrai essere avvantaggiato nel mondo del marketing.

Al giorno d'oggi puoi prendere spunto dai discorsi dei politici: loro imparano perfettamente i metodi per convertire le persone ai loro ideali e per far credere loro a tutto quello che dicono. Queste informazioni sono state prese anche dalle aziende che vogliono far leva sulle tecniche di marketing applicate alla psicologia.

COME VENIAMO INFLUENZATI

Ogni giorno siamo bombardati da pressioni esterne che cercano di farci fare qualcosa o cercano di attirare la nostra attenzione in ogni modo: dai tabelloni pubblicitari grandi come piccoli edifici alle pubblicità personalizzate sui nostri social media. Siamo talmente abituati a questo che le nostre menti non oppongono neanche più resistenza.

Questi "tabelloni" cercano di farci comprare quello che pubblicizzano inondandoci di messaggi colorati, imponenti e fatti ad hoc per essere impressi nella nostra mente (e nella nostra memoria). Le persone sono molto brave con le immagini e quando le racchiudiamo nella nostra memoria, rimangono impresse più a lungo.

In questo modo, quando siamo al supermercato siamo più propensi a comprare qualcosa che abbiamo già visto, già sentito. Qualcosa che è già nella nostra mente.

Se un prodotto è nuovo e non è mai stato lanciato da nessuno prima sul mercato, allora le persone non saranno propense a comprarlo. Sì, ma perché?

Per prima cosa, un nuovo prodotto potrebbe essere considerato confusionario o addirittura non necessario. Una volta che questo prodotto viene spinto dalle pubblicità, si vede ovunque, è sponsorizzato da persone di successo, diventa sempre più familiare (come se lo conoscessimo già, solo perché entra a far parte del nostro inconscio) e le persone inizieranno a comprarlo e ad accettarlo.

Questo è un modo subdolo di influenzare le persone.

Mai sentito parlare di **mimetismo**?

Mimetizzarsi, specialmente nel mondo animale, ha un vantaggio biologico per le prede: è un meccanismo di difesa che consiste nell'imitare un altro essere vivente indesiderabile in modo tale da confondere e scoraggiare il predatore affinché rinunci alla vera preda.

Negli esseri umani, l'imitazione riguarda i desideri, le opinioni e lo stile di vita. Imitiamo chi ammiriamo e rispettiamo perché siamo spinti dal desiderio di essere felici come quella determinata persona. Quindi il mero oggetto sponsorizzato ha un valore funzionale solo al raggiungimento della stessa condizione della persona che stimiamo.

TECNICHE DI PERSUASIONE

È una guerra psicologica là fuori. Tutti i giorni siamo influenzati da molteplici enti. La maggior parte del tempo non realizziamo neanche **quante** tecniche di persuasione ci vengono imposte dall'esterno.

Non mi credi?

Allora proviamo ad analizzare una giornata qualsiasi nella vita di una persona.

La morale

Tutti noi sappiamo a memoria il concetto di giusto e sbagliato. Vero?

Se qualcuno ti chiedesse un piccolo prestito, saresti capace di dire no a prescindere? Probabilmente prima di prendere una decisione, **valuteresti la situazione** dell'altra persona: se si tratta di un mendicante è facile cambiare marciapiede e fare finta di nulla; se si tratta invece del tuo collega che recentemente ha perso il suo appartamento in un incendio sarà difficile ignorare la sua richiesta.

Questo non significa che devi mentire o inventarti storie per fare appello alla morale di una persona. A volte le tue motivazioni possono essere abbastanza per convincere gli altri ad aiutarti.

Tenere il passo con i Rossi

Chi sono i Rossi? Beh, possono essere chiunque, dai tuoi colleghi a lavoro ai tuoi vicini di casa. Questo metodo è ispirato **all'invidia** tra gli individui. I manager delle campagne pubblicitarie sanno perfettamente come avvantaggiarsi del costante bisogno delle persone di sentirsi parte del gruppo o, in generale, di sentirsi accettati.

Pensa ad esempio alle borse firmate. Che cos'hanno di

speciale? Non hanno la stessa forma, lo stesso scopo e non sono fatte con gli stessi materiali delle borse "normali"?

Semplice. La risposta è che quel brand ha creato LA borsa che tutti devono avere. È il must-have dei must-have. Chi ha questa borsa è considerato superiore rispetto agli altri.

Tutto nuovo (e tutto potente)

Torniamo indietro alla colazione di stamattina. Che cos'hai mangiato? I cereali? Che cosa ti ha convinto a comprare quella marca particolare?

La risposta probabilmente sta nel modo in cui il prodotto è stato pubblicizzato e piazzato sul mercato. Nuova formula? Contiene tot vitamine, fa bene al metabolismo e in più ci sono dei pezzetti di cioccolato prelibato?

Cosa significano **davvero** tutte queste parole?

Le abbiamo sentite e risentite ma, nonostante questo, continuano a funzionare. Le persone non si stancano mai dei prodotti nuovi. Anche se è cambiato solo il disegno sulla scatola e i cereali sono gli stessi di sempre da anni.

Le tecniche di persuasione, prima che tu possa fraintendere, possono essere utilizzate in modo etico e non. Dipende tutto da chi (e come) le usa.

LA PERSUASIONE HA BISOGNO DI ESSERE (RI)CONOSCIUTA

Siamo circondati dalla persuasione.

Hai fame? I ristoranti ti invitano a mangiare nel loro posto.

Sei interessato a un film? È pieno di locandine che ti suggeriscono cosa vedere.

La persuasione fa parte della vita sociale. L'idea che simbolicamente o razionalmente ci fa pensare in un certo modo, o ci fa accettare nuove idee o ci fa compiere determinate azioni è il significato di psicologia.

Ecco alcuni modi per influenzare gli altri:

- Creare un **bisogno**. Questo è un metodo di persuasione molto conosciuto e molto utilizzato: devi creare un bisogno o arricchirne uno già esistente. Creare un bisogno è correlato ai bisogni primari di ognuno di noi come l'amore, la sicurezza, il rispetto per sé stessi.

- Fare riferimento ai bisogni sociali. Pensa alle rubriche di una rivista: fanno riferimento all'idea di popolarità, di successo. *Se una persona famosa indossa o utilizza un determinato prodotto, allora se anche io lo acquisto ho la possibilità di diventare come lei.* Questa è la lampadina che si accende automaticamente nel nostro cervello.

Inoltre, la psicologia della persuasione inculca certi valori e credenze che fanno cambiare il modo di pensare al pubblico in modo tale da individuare e scegliere i potenziali acquirenti (in una parola: **targetizzare**) il più possibile. In questo modo, li porta ad avere un'aspettativa che coincide con l'esperienza reale.

La psicologia della persuasione è uno strumento molto potente che si applica ai manager, ai politici, ai ministri delle varie regioni. L'applicazione di questo metodo è pratica e ragionevole. Anche chi non è esperto di psicologia lo può vedere molto chiaramente.

Certamente, questo tipo di persuasione può essere applicato anche alla vita di tutti i giorni. Una volta che ne sei consapevole è una tua scelta farti influenzare (in senso positivo o negativo) oppure no.

COME INFLUENZARE GLI ALTRI PASSANDO PER LA LORO MENTE

I trucchi di controllo mentale possono essere paragonati ai trucchi usati negli spettacoli di magia. Le azioni che compiono sono talmente veloci da non essere percepite dai nostri occhi e ingannano la nostra mente. I trucchi di cui parliamo ora, invece, riguardano come si può persuadere una persona a pensare in un certo modo senza che questa se ne renda conto.

L'uso dei trucchetti mentali è il modo migliore per influenzare gli altri in modo subdolo. Non fraintendere: questi metodi non hanno nulla a che fare con la magia ma danno dei risultati notevoli e possono essere utilizzati nella vita di tutti i giorni e a lavoro.

Puoi usare la **psicologia inversa** che induce un'altra persona a fare o a dire qualcosa che in realtà non desidera fare, consigliandole di mettere in atto il comportamento opposto. Spesso, la nostra prima esperienza con la psicologia inversa si è verificata con i nostri genitori: ci hanno ordinato di non toccare il ferro da stiro perché è un oggetto che usano solo i grandi e noi, spinti dalla curiosità e per appagare il nostro senso di libertà, l'abbiamo toccato. Magari mentre era in uso, bollente e ci siamo scottati; ma quello è un altro discorso.

La psicologia inversa funziona quando l'altra persona ha un impulso ribelle di natura, non ama avere dei confini e non ama sentirsi dire cosa fare. Ciò detto, se vuoi usare questa tecnica a tuo favore devi insinuare una delle seguenti cose: che non sono in grado di farlo, che non è permesso farlo, che è vietato o che non vogliono farlo semplicemente, confidando nell'effetto opposto.

Un altro modo per entrare nella mente delle persone è **essere sempre positivo**: in questo modo dai la possibilità di credere che l'altro possa davvero fare ogni cosa. Tieni a mente che i pensieri negativi attraggono la negatività, di conseguenza se ti comporti e pensi in modo positivo sarai circondato da positività.

Essere positivi non vuol dire fingere che vada tutto bene ma significa essere in grado di cogliere le cose positive che ci circondano e che sono dentro di noi. Pensare positivo è uno stile di vita, non è ripetere la stessa frase fino alla nausea ma è un modo di vedere la realtà.

Immagina di essere in montagna: c'è un panorama mozzafiato, il rumore del ruscello ti trasmette un senso di tranquillità, sei circondato dal verde e ad un certo punto noti un sacco della spazzatura aperto, distrutto. Potresti essere irritato, ma non devi concentrarti solo su quello scempio: c'è molto altro intorno a te. Impara a focalizzarti principalmente sulle cose positive che ti circondano, anche quando hai un problema da affrontare: cerca delle soluzioni, idee, aspetti positivi e non lamentarti e basta. Ogni problema ha una soluzione e ogni difficoltà che incontri ti insegna qualcosa.

La **tecnica della confusione** è la migliore, specialmente se vuoi distrarre qualcuno che è sempre sull'attenti. Principalmente consiste nel fare un discorso che non porta a nulla, pieno di dettagli insignificanti, di ripetizioni con l'intento di confondere l'altra persona. Nessuno vuole sentirsi confuso e quando succede nessuno vuole ammettere di esserlo perché mostra insicurezza. Questa tecnica è basata sul fatto che la mente è capace di gestire poche informazioni alla volta: se è sovraccarica di particolari inutili, alla fine, non riesce a tenere in considerazione tutto e cade in trance.

Prova a fare questo semplice indovinello a un amico: c'è un melo; da questo melo nasce una fogliolina, e poi un'altra fogliolina... Per ogni fogliolina spunta un fiore. All'interno di ogni fiore nasce una ciliegia. In cima all'albero c'è un gallo che fa le uova. Dove cade l'uovo a destra o a sinistra?

Ovviamente gli errori sono due: il melo non fa le ciliegie e il gallo non fa le uova. Vedrai che il tuo amico non noterà questi dettagli perché sarà impegnato a contare quanti fiori e quante ciliegie nascono sul melo.

Queste tecniche sono molto efficaci ma se non vengono utilizzate in modo corretto possono presentare dei problemi. Devi avere pazienza e migliorare le tecniche di giorno in giorno.

CAPITOLO 3
I PRINCIPI DELLA PERSUASIONE

Hai mai notato che gli investitori immobiliari e le persone che hanno successo nella vita in generale sono degli ottimi negoziatori? Hanno l'abilità di influenzare gli altri e di metterli d'accordo con il loro punto di vista.

I bravi negoziatori hanno sviluppato questa abilità e sembra che abbiano un dono innato per capire i bisogni degli altri; proviamo ad esaminare le loro caratteristiche.

LA RECIPROCITA'

Ci hanno sempre detto che prendere senza restituire è sbagliato e chi lo fa è uno scroccone, è uno che se ne approfitta. Ormai è un principio che fa parte della nostra cultura: se ti faccio un favore, ti sentirai in debito con me.

Il senso di reciprocità è così forte che quando tratti qualcuno in modo gentile spesso non ottieni nulla, mentre quando tratti male qualcuno MA gli offri qualcosa (o gli fai un favore), l'altro è più propenso a fare qualcosa per te.

È stato effettuato un esperimento in diversi ristoranti americani in cui è stato analizzato il rapporto tra le azioni compiute dai camerieri e le mance ricevute. Il risultato è stato questo: i camerieri che davano una mentina ai clienti, ricevevano una mancia più alta (in media).

Ricevere questa mentina insieme al conto faceva scattare il famoso principio nella mente dei clienti che si sentivano in dovere di rendere il favore, dando una mancia più generosa rispetto a quello che avrebbero dato di norma.

Secondo esperimento: dare due mentine con il conto. Indovina?

Il cameriere riceveva una mancia ancora più alta. Quindi vale la teoria del **più dai e più ricevi**.

Terzo (e ultimo) esperimento: il cameriere portava una mentina con il conto, si allontanava dal tavolo e si avvicinava una seconda volta per dare la seconda mentina. In questo modo il cliente si sentiva ancora più speciale e si sentiva ancora di più in debito con il cliente. Risultato: mance altissime.

La reciprocità funziona perfettamente anche dopo un rifiuto: quando fai una richiesta e l'altro rifiuta, prova a fargli una controfferta più moderata e vedrai che molto probabilmente accetterà la seconda proposta. Applicandolo nel mondo del lavoro, inizia la trattativa con una proposta sopra la media per poi offrire quello che realmente vuoi vendere.

Un altro modo per indurre la reciprocità è condividere informazioni. Come marketer, quando faccio le chiamate di lavoro per cercare di ottenere nuovi clienti, provo a dare delle informazioni che i possibili clienti potrebbero trovare interessanti. Ad esempio, darei consigli su come farsi pubblicità in modo più efficace in modo tale da poter aumentare le vendite.

Per prima cosa, in una conversazione devi instaurare il desiderio di condividere qualcosa di reciproco in quanto abbassa le difese dell'altra persona.

Poi non devi offrire qualcosa con un valore troppo alto. Sia che si tratti di un'informazione o di un oggetto fisico, se questa cosa risulta "troppo" potresti creare resistenza.

Ci hanno insegnato che bisogna sempre trovare un

modo per ripagare gli altri quando fanno qualcosa per noi. Ed è giusto così, le persone fanno uno sforzo per non sentirsi ingrate o per non passare come "quello che non paga i debiti".

Ti sarà capitato di ricevere favori non richiesti e di sentirti obbligato a ricambiare. Se cerchi sempre il buono negli altri e li aiuti a trovare quello di cui hanno bisogno, magari non ricevi un premio istantaneo ma il principio di reciprocità si farà sentire prima o poi.

Ecco perché nel marketing online viene richiesta la mail del cliente in cambio di uno sconto o di un documento in pdf.

Ed è lo stesso motivo per cui nei negozi fisici ti regalano i campioncini gratuiti che non sai mai dove mettere.

Oppure, prova a pensare alle sagre di paese, mercati enormi pieni di bancarelle con prodotti che vengono da tutta Italia: gli ambulanti danno sempre degli assaggi gratuiti per creare un senso d'obbligo nei potenziali clienti che si sentiranno in dovere di comprare il prodotto intero.

APPROVAZIONE SOCIALE

Sei mai andato a spulciare le recensioni prima di prenotare in quel determinato ristorante o in un hotel? E quanto sei stato influenzato dalle opinioni degli altri utenti?

La nostra mente decide cosa fare e cosa no **in base a quello che fanno gli altri**.

Abbiamo questo bisogno innato di essere approvati e accettati dalla società quindi tendiamo a pensare come gli altri per fare la cosa giusta.

Questo principio si applica quando ci riconosciamo in una pubblicità in cui vediamo delle persone simili a noi che utilizzano un determinato prodotto: improvvisamente ci viene voglia di comprare, perché quelle persone hanno già testato e apprezzato quel prodotto. Ci sentiamo più tranquilli e siamo più propensi ad acquistare se altre persone hanno già testato quel prodotto nello specifico.

Le persone generalmente sono spaventate all'idea di prendere una decisione che li faccia sentire stupidi ma se vedono altre persone fare quella determinata azione allora saranno più predisposti a farlo anche loro. Per questo i veri testimonial di un prodotto sono così potenti da influenzare le persone.

Le persone credono di più alle testimonianze di terze parti che all'azienda stessa che promuove un prodotto, non è una novità.

Gli elementi chiave che ampliano la potenza della riprova sociale sono i seguenti:

- **Somiglianza**, il "rivedersi" nelle persone che svolgono quell'azione.

- **Il numero di persone** che lo fanno (maggiore è il numero e più siamo influenzati).

- **L'insicurezza** che ci spinge a dare importanza alle opinioni altrui e ci porta ad essere più influenzabili.

In un attimo di indecisione si tende a seguire la massa che porta a fare la scelta giusta e fa risolvere il nostro problema.

Prova a pensare a quelle pagine di vendita che offrono soluzioni veloci ed efficaci per perdere tot kg in un mese: una persona indecisa legge le recensioni e vede che tanti utenti hanno ricavato dei benefici comprando quel prodotto e quindi è spinto ad acquistare anche se le recensioni sono palesemente false.

Questo non significa che tutte le recensioni che leggi online sono false, anzi, bisogna solo avere un occhio di riguardo.

Il segreto è entrare in **empatia** con il potenziale cliente.

Sempre in base a questo principio dell'empatia, pensa a quelle serie tv che hanno le finte risate in sottofondo: sono state messe per farci apprezzare di più quello che stiamo guardando. Spesso la battuta non fa nemmeno ridere, ma sentendo altri ridere, di riflesso, ridiamo anche noi.

Piccola curiosità: le risate di sottofondo nelle sitcom sono nate negli anni '50 ed erano registrate oppure prese dal pubblico in carne ed ossa.

APPREZZAMENTO

Questo principio, fondamentalmente, ruota intorno a tre fattori:

- La bellezza
- La familiarità
- L'associazione

Sebbene la bellezza interiore sia quella che conti a tutti gli effetti, inconsapevolmente veniamo influenzati dalla **bellezza** esteriore di chi ci sta di fronte.

Siamo più propensi a comprare qualcosa se il venditore che ci sta facendo l'offerta ha un bell'aspetto o è simpatico.

Tutti noi siamo ispirati dalle persone più simili a noi, sotto tutti i punti di vista: opinioni, stile di vita, personalità, linguaggio, provenienza... questi sono solo alcuni esempi che ci fanno percepire più "**familiare**" il nostro interlocutore.

E proprio per questo motivo è importante costruire un rapporto ed entrare velocemente in sintonia con le persone con cui devi negoziare.

Il principio di **associazione** si basa sull'idea che le persone si fanno di te in base a chi frequenti. Pensa alle raccomandazioni che ti facevano, di non uscire con gentaglia altrimenti le persone penseranno che anche tu sei uno di loro.

IMPEGNO E COERENZA

Una volta che le persone hanno preso una decisione, devono fare di tutto per mantenere la parola: è un bisogno istintivo quello di apparire coerenti con quello che abbiamo fatto.

Ad esempio, dire ai tuoi amici che vuoi perdere peso o che vuoi smettere di fumare ti aiuterà a restare motivato e concentrato perché senti la pressione di voler portare a termine il tuo obiettivo.

Una persona che parla e agisce in modo contraddittorio è vista male, è considerata un "buono a nulla" e, spesso, una bugiarda. La coerenza, invece, è associata ad una persona tutta d'un pezzo, solida, con valori che non possono mutare nel tempo.

Questo è uno dei motivi per cui è difficile far cambiare idea alle persone: quando prendiamo una decisione, sarà semplice continuare a seguire quella linea di pensiero piuttosto che cambiare rotta.

Puoi applicare questo principio al marketing creando

un sentimento di "impegno" nei confronti dei clienti; così facendo li lascerai con una sensazione di sconforto che si auto-alimenterà finché non acquisteranno il tuo prodotto o finché non faranno quello che hai consigliato loro di fare.

Pensa a un bambino che vede un gioco in pubblicità prima di Natale e che fa pressione per averlo. I genitori **prendono l'impegno** di comprarlo ma, quando arriva il momento, il giocattolo è out of stock. Improvvisamente, dopo Natale, viene riproposta quella pubblicità e a quel punto cosa fare per mantenere la parola data? I genitori si sentono costretti a comprare quel giocattolo, per rimanere coerenti e per non deludere il figlio.

L'impegno può essere verbale o scritto e quest'ultimo è più forte perché viene paragonato ad un contratto tra le parti.

Se le persone si impegnano a seguire un suggerimento o un'idea, ci sono molte più possibilità che porteranno a compimento quell'impegno perché **credono** che quell'idea o quel suggerimento sia coerente con la loro immagine. L'opinione che gli altri hanno di noi influisce su cosa pensiamo di noi stessi.

Prova ad applicare questo principio al tuo business.

Un esempio concreto è fare un sondaggio – le persone si sentono chiamate in causa personalmente dando la loro opinione e saranno più disposte a fornirti la loro e-mail.

Se un cliente ha già preso l'impegno di comprare qualcosa da te, allora prova a offrirgli qualcos'altro da comprare mentre ha già in mano la carta di credito – rendi il tuo blog online o la tua pagina la migliore sul mercato e avrai l'opportunità di usare la psicologia per influenzare i clienti a tuo vantaggio.

AUTORITA'

Così come nel principio dell'approvazione sociale, il seguire gli ordini delle autorità è un'ottima cosa.

Siamo cresciuti con un senso di rispetto per le autorità e per le regole, quindi tendenzialmente diamo molta importanza alle informazioni che ci vengono date prima dalle maestre alle elementari, poi dai professori e così via.

Ubbidire significa fare la cosa giusta e disobbedire è sbagliato.

A volte le persone confondono i simboli di autorità come i titoli, l'apparenza o i possessi con la sostanza.

Questo significa che puoi utilizzare il principio di autorità a tuo vantaggio durante le negoziazioni. Vestiti come si vestirebbe un professionista che ha già raggiunto il suo scopo e agisci di conseguenza. All'inizio dovrai fingere, poi verrà naturale e sarà più semplice avere il rispetto degli altri.

Mai sentito il detto "**Fake it till you make it**"?

Le persone sono più inclini ad ascoltare o ad imparare da chi ha un'esperienza conclamata.

Generalmente, il mero simbolo di autorità (la divisa, la giacca e cravatta per l'uomo d'affari) fa reagire le persone con l'auto-pilot, ma questi simboli fisici sono ingannevoli da dimostrare online.

Pertanto, un buon modo per decretare l'autorità online è iniziare un blog e ricevere molti commenti sotto i tuoi post. Per essere un esperto nel tuo settore, devi semplicemente essere un passo avanti rispetto alla concorrenza, devi avere l'idea che gli altri non hanno avuto: non hai bisogno di essere un professore per dare consigli o informazioni.

SCARSITA'

"Il modo migliore per amare qualcosa o qualcuno è pensare al fatto che si potrebbe perderlo" – cit. Gilbert K. Chesterton

La sensazione di aver perso qualcosa di speciale e unico ci porta ad agire. Le opportunità appaiono più desiderabili quando la loro disponibilità è limitata.

Pensa ai banner che appaiono su Booking quando stai cercando un hotel: ultima stanza rimasta! 6 persone stanno visualizzando questa camera eccetera, eccetera.

Questi banner, oltre che mettere ansia, creano scarsità e danno un tono di esclusività all'hotel quindi il cliente indeciso sarà più propenso a prenotare il più in fretta possibile per non lasciarsi scappare quell'occasione.

Oppure quando ti affidi ad un'agenzia immobiliare, l'agente con ogni probabilità ti mostrerà delle case che non saranno di tuo gradimento e lascerà come ultima opzione quella che ti vuole far comprare o affittare. Peccato però che *ogni volta* quella casa perfetta è già promessa ad altri clienti MA se fai un'offerta, l'agente ti farà passare avanti.

La sensazione di poter perdere qualcosa ti motiva a tal punto da farti compiere un'azione.

Allo stesso modo, quando offri un prodotto o un servizio, alimenta la domanda, limita l'offerta e mostra l'esclusività di quello che offri.

La percezione della scarsità, rarità o poca disponibilità crea domanda: tienilo in considerazione se gestisci un'attività online.

Negli anni '80 una cittadina americana obbligò i suoi abitanti a possedere un'arma da fuoco: ci fu un'impennata di vendite grazie ai paesi limitrofi e non grazie ai cittadini interessati. Perché?

La libertà di scelta dei cittadini era stata messa in discussione e di conseguenza le persone facevano esattamente l'opposto.

Riassumendo:

- Più una cosa viene dipinta come rara, maggiore sarà il valore che le attribuiremo;

- L'impossibilità di ottenere qualcosa ne aumenta il valore;

- La privazione di libertà alimenta questo principio;
- La liberalizzazione di un prodotto prima proibito gli fa perdere valore.

CAPITOLO 4
TECNICHE DI PERSUASIONE

Esistono molti tipi di tecniche di persuasione e le più comuni sono le seguenti:

- **Tecnica del nome** che consiste nel chiamare le persone con il loro nome di battesimo in modo da ottenere tutta la loro attenzione e iniziare a costruire un rapporto. Questa tecnica viene utilizzata spesso dai venditori per convincere i clienti a comprare i loro prodotti: una volta che imparano il nome, lo ripetono in modo amichevole.

- **Linguaggio positivo** significa scegliere con cura parole incoraggianti e convincenti per persuadere la persona ad essere d'accordo con te o a fare qualcosa per te.

- **Ripetizione delle parole** che fa memorizzare all'altra persona lo stesso linguaggio o l'accento che utilizzi per farle percepire le cose nel tuo stesso modo.

- **Tecnica dello specchio** è basata sul linguaggio del corpo; puoi metterti allo stesso livello dell'altra persona imitando i suoi gesti e il modo in cui parla. Fai attenzione anche alla velocità, al tono di voce e ai termini che utilizza quando parla. Imita anche lo stato d'animo dell'altro: sii empatico e cerca sempre di capire il mood dell'altra persona prima di iniziare un discorso.

Anche il livello di energia è molto importante per capire quanto una persona è disposta a seguire i tuoi suggerimenti.

Non c'è nulla di sbagliato ad utilizzare queste tecniche e possono essere un cambiamento radicale nella vita di una persona. Il loro scopo è quello di convincere qualcuno a rendere sua un'idea o un pensiero.

Il potere della persuasione può aprirti porte e può costruire la strada per il successo molto facilmente. Dopo aver letto questo capitolo avrai una serie di tecniche a tua disposizione che potrai mettere in pratica ma prima prova a captarle nelle persone intorno a te, magari nell'amico che sa sempre come portare l'acqua al suo mulino. Vedrai che anche lui utilizza queste tecniche, ma prima non ne eri consapevole.

IL LINGUAGGIO DELL'INFLUENZA – COME CREARE UN PROFILO DELLE PERSONALITA'

Per essere in grado di utilizzare le tecniche di controllo sugli altri in modo efficace, hai bisogno di avere un'immagine chiara e nitida della persona che hai di fronte. Hai bisogno di comprendere la sua personalità in un modo molto dettagliato e specifico. Ecco perché è importante capire come **creare un profilo della personalità**.

Momento, momento, momento: no, non hai bisogno di un laboratorio né di un quiz a crocette da distribuire ai tuoi clienti.

L'unica cosa di cui hai bisogno è **parlare** con loro e **ascoltare** quello che hanno da dire.

Ci sono certi schemi che si ripetono nelle persone e quando entri in confidenza con questi schemi impari ad utilizzare un linguaggio adeguato volto a capire meglio chi hai di fronte e il loro modo di elaborare le informazioni. Così i potenziali clienti si sentiranno talmente a loro agio che avranno l'impressione di parlare allo specchio con loro stessi o con qualcuno che li capisce totalmente.

Le persone si dividono principalmente in due categorie: chi prende l'iniziativa e chi no. Le persone proattive sono quelle che danno l'input per iniziare qualcosa. Chi non prende iniziativa, invece, si lascia sopraffare dagli eventi e si fa dire dagli altri quello che deve fare prima di passare all'azione.

È di fondamentale importanza non abbassarti a giudicare le persone in base al loro schema mentale. Ogni schema ha i suoi lati positivi e negativi. Per fare un esempio, le persone che prendono iniziativa tendono ad imporsi e, a volte, possono comportarsi come dei bulldozer rischiando di rovinare amicizie o ferendo le persone. Chi non prende iniziativa, d'altro canto, è portato ad analizzare le situazioni, a riflettere, ma non è bravo ad iniziare qualcosa di nuovo.

Ok, ma come si fa a capire se una persona è proattiva oppure no?

Le persone che prendono iniziativa tendono ad utilizzare frasi brevi in un dialogo: sono persone dirette, che arrivano subito al sodo.

Non hanno pazienza, osserva anche il loro linguaggio del corpo: spesso tamburellano con le dita, gesticolano molto e parlano molto velocemente perché non hanno tempo da perdere.

Le persone che non prendono iniziativa per natura utilizzano verbi al condizionale, frasi lunghe e sembrano sempre in pace con il mondo.

Ora che hai imparato a distinguere le persone in queste due categorie principali, puoi influenzarle usando le parole giuste.

Utilizza un linguaggio proattivo per le persone che non sanno aspettare: "Facciamolo", "Perché aspettare", "Se non lo facciamo ora, allora quando?" ecc.

Per rendere partecipi le persone che non sanno iniziare qualcosa aiutale a riflettere dicendo "Abbiamo tempo", "Pensaci su", "Tienilo in considerazione" ecc.

Se stai cercando una persona proattiva che lavori per te non farti mandare il curriculum ma dille semplicemente di chiamarti. Le persone che non prendono iniziativa non vorranno farlo, preferiranno mandarti una e-mail e aspettare la risposta.

Le persone che appartengono alla seconda categoria sono molto brave ad aiutare i clienti in difficoltà (customer service) o fanno dei lavori di analisi.

Ci sono molti altri tipi di sfaccettature della personalità da riconoscere, ma puoi iniziare con queste due macro-categorie. Abituati a capire se una persona è proattiva oppure no nella vita di tutti i giorni – a lavoro, tra i tuoi amici o in famiglia.

CAPITOLO 5
PAROLE PERSUASIVE

Esistono molte parole insidiate nel subconscio che possono essere utilizzate per manipolare qualcuno. Sono parole brevi, concise, che richiamano le tue emozioni. Spesso sono delle chiamate all'azione, ad esempio "fai questo", "sii positivo" o sono parole temporali come "adesso", "oggi" o "al momento" per instaurare un sentimento di urgenza.

Regalo: tutti vogliono tutto e, allo stesso tempo, nessuno vuole spendere soldi. Aggiungere questa semplice parola nell'oggetto delle tue e-mail aumenterà il numero di visite al tuo blog o alla tua pagina. La parola "gratis", invece, toglie valore a quello che hai da offrire: una cosa regalata ha un valore immenso, una cosa gratuita non ha nessun valore.

Nuovo: tutti noi siamo alla ricerca dell'ultimo modello di auto, di telefono e di qualsiasi cosa. La parola "nuovo" è associata all'ultimo modello, al migliore che c'è in circolazione.

Stanco: sottolinea il problema dei tuoi potenziali clienti ed è un buon modo per fargli ammettere di aver bisogno di qualcosa che possa risolvere il suo problema.

Segreto: fai capire al tuo cliente che è uno dei pochi a sapere quello che proponi.

Come: come fare qualcosa, come raggiungere un obiettivo... proponendo soluzioni, attirerai più clienti.

CONNETTITI CON LE EMOZIONI, NON CON LA RAGIONE

Chiunque in politica ti dirà che le persone non rispondono razionalmente, bensì con le emozioni. Per persuadere una persona, quindi, devi connetterti con le emozioni.

Una delle chiavi per avere una scrittura (o un modo di comunicare) persuasiva è avere una conoscenza di base della **retorica**.

La retorica, per definizione, utilizza la lingua con lo scopo di persuadere o motivare il pubblico.

Aristotele ha identificato tre elementi basici per ogni argomento che formano il triangolo retorico:

- **Ethos** ovvero la credibilità, la sapienza, l'esperienza dello scrittore. Per coinvolgere il pubblico, la persona che dà l'informazione deve porsi come qualcuno che ha molta esperienza sull'argomento.

- **Pathos** ovvero le emozioni, i pregiudizi, le motivazioni non cognitive e non pensate che influenzano le decisioni e spingono il pubblico ad agire.

- **Logos** ovvero la logica, la ragione, il pensiero cognitivo, i fatti e i dati che supportano un argomento.

Tutti gli aspetti sono importanti ovviamente, ma è nella parte emotiva che si concentra il potere della persuasione: siamo esseri emotivi ed egoisti e per questo motivo siamo mossi più facilmente dalla promessa di sentirci bene rispetto al pensiero di fare qualcosa di giusto.

TRASFORMA LA DEBOLEZZA IN FORZA

Prova a guardare con occhi diversi i tuoi punti deboli ed esaltali in senso positivo trasformandoli in punti di forza. Non puoi lottare con te stesso per tutta la vita e cercare di cambiare ciò che fa parte di te e ti caratterizza; il primo passo per il cambiamento è **l'accettazione**.

Ansioso → organizzato

Lento → accurato

Pessimista → realista

Disorganizzato → creativo

E così via.

Questo approccio ha un grande riscontro nel marketing, campo in cui spesso ci si ritrova a dover pubblicizzare dei prodotti imperfetti. D'altro canto, la perfezione non esiste. La chiave è riconoscere i difetti del prodotto in anticipo e trasformarli in una caratteristica, nel particolare che distingue quel prodotto dagli altri.

Porto alla tua attenzione due esempi di brand che sicuramente conosci: i Post-it e le Fonzies.

Il caso Post-it

L'invenzione dei Post-it si deve alla formulazione chimica erronea di una colla che era debole e non faceva abbastanza presa. Così l'ingegnere Spencer Silver ebbe un'illuminazione: creare **"un adesivo che incolla ma non troppo"**, capace di aderire a qualsiasi superficie e che non lasci tracce una volta riposizionato.

Il caso Fonzies

Chi non ha mai assaggiato le Fonzies? Sì, proprio quelle patatine al formaggio buonissime ma che hanno un piccolo difetto: lasciano le dita unte e salate. Come fare per aggirare questo problema? Invece di cambiare la formulazione delle patatine, si è scelto di puntare su una pubblicità vincente: **"Se non ti lecchi le dita, godi solo a metà"**. Ancora una volta, è stata creata una strategia che è stata in grado di trasformare un difetto in un punto di forza.

Le Tecniche di Persuasione sono Morali?

Dipende.

Esistono due tipologie di approccio alla persuasione: quella unilaterale e quella dell'apprendimento reciproco.

C'è molto da imparare per rendere più efficace la nostra comunicazione, partendo dall'Antica Grecia con Aristotele fino ad arrivare ai giorni nostri con l'economia comportamentale, la psicologia della persuasione e la

PNL.

È pieno di spunti interessanti che ci possono essere utili per far sì che la nostra comunicazione sia efficace, ovvero che il messaggio venga ascoltato (in primis) e appreso.

L'approccio unilaterale, come dice la parola stessa, riguarda una sola delle parti che non ascolta e non prende in considerazione ciò che ha da dire l'altro.

Ma chi dice che solo noi sappiamo la verità, solo noi capiamo mentre gli altri sbagliano sempre?

Chi ci dà il diritto di essere arroganti e di imporre le nostre idee?

Nessuno di noi ha la verità a portata di mano: agiamo in base alle nostre esigenze e alle informazioni che abbiamo a disposizione.

Con l'approccio dell'apprendimento reciproco, la capacità di proposizione (nota bene: non di imposizione) si unisce alla capacità di esplorare il mondo dell'altra persona, i suoi dubbi, le sue esigenze.

È guardare oltre il proprio naso, ampliare i propri orizzonti e procedere non solo per ipotesi ma per analisi e domande. In questo tipo di approccio si evidenzia subito il rispetto che c'è per l'altro.

Quando l'apprendimento è reciproco, quindi, si parla di **persuasione etica**, ovvero buona.

Persuadere qualcuno non è un obbligo, ma è una scelta opzionale basata sui nostri valori. Potresti renderti conto che per tutta la vita hai utilizzato tecniche di persuasione inconsapevolmente e, quindi, fanno parte di te, della tua natura. Questo lato del tuo carattere dovrebbe farti sentire in colpa?

Le persone dovrebbero essere consapevoli di potersi difendere da chi prova a persuaderle ma, a quanto pare, non sempre è possibile. Non tutti riescono a prendere le decisioni da sole, senza consultare l'amico di turno o una persona importante.

Le tecniche di persuasione e la fiducia vanno di pari passo: se la fiducia in te stesso è bassa, non sarai in grado di persuadere nessuno, neanche il tuo cane. Se tu non ti fidi di te stesso, per quale motivo la gente dovrebbe farlo al tuo posto?

Non avere fiducia in sé stessi vuol dire non stimarsi,

rimanere bloccati a guardare gli altri che fanno le cose che vorresti fare tu, che colgono opportunità alle quali tu non puoi pensare di aspirare proprio perché non ti senti alla loro altezza.

Chi ha fiducia ottiene risultati concreti, chi invece non crede di valere crea una forma di mancanza.

Come aumentare la fiducia in sé, quindi?

Presta particolare attenzione a come parli con te stesso: non essere troppo severo, spesso la vocina nel nostro cervello è l'arma peggiore a nostra disposizione, se usata nel modo sbagliato.

Ricorda o tieni traccia dei successi che hai ottenuto e non solo dei fallimenti in modo tale da essere consapevole che si vince e si perde, si incontrano ostacoli: l'importante è non farsi abbattere e continuare a lottare.

Il segreto, quindi, non è considerarsi supereroi ma avere una chiara visione degli eventi e capire di poter sbagliare senza reputarci inetti.

Vai indietro con la memoria e ricorda le volte che hai persuaso, convinto, influenzato o motivato qualcuno.

Di seguito, ecco alcuni elementi da considerare:

1. Che cosa hai fatto per convincere la persona con cui stavi uscendo a diventare il tuo fidanzato/fidanzata?

2. Che cosa hai fatto per persuadere il tuo capo a concordare con la tua richiesta di aumento stipendio?

3. Che cosa hai fatto per spronare qualcuno a fare del suo meglio?

4. Come hai negoziato con i tuoi genitori per ottenere un permesso speciale?

Potresti non esserne consapevole, ma sono innumerevoli le volte in cui hai persuaso con successo qualcuno. Scrivi questi esempi e pensa a come potrebbero essere applicati alla tua situazione attuale o nel futuro. Trova dei modi in cui puoi applicare la persuasione alla vita di tutti i giorni.

L'INTERRUTTORE MAGICO (NON SI VEDE NEMMENO!) PER INFLUENZARE GLI ALTRI

Vuoi sapere qual è lo strumento più potente a tua disposizione per ottenere tutto quello che vuoi – usando le tue stesse azioni o inconsciamente dando ordini agli altri?

Non c'è bisogno di un mago o dell'ipnosi per farlo.

Immagina di avere il potere di fare un gesto e istantaneamente di essere in grado di cambiare il tuo stato d'animo o il tuo livello di energia.

Immagina di avere il potere di far fare agli altri (ignari di tutto) quello che vuoi.

Se ti dicessi la parola arancia, la tua mente ricreerebbe l'immagine di un'arancia nella tua testa e inizieresti a sentire l'aumento di salivazione in bocca.

Questo è un esempio applicato dell'interruttore nascosto di cui ti parlavo prima.

Hai mai visto un film che ti ha fatto emozionare? Pensaci... in sottofondo c'era questa canzone triste e ogni volta che la ascolti alla radio ti fa venire in mente quel film, quella scena, gli attori e le emozioni che hai provato. E, d'un tratto, senti tutto di nuovo a causa della musica. Questa tecnica di influenza nascosta è conosciuta come **tecnica dell'ancoraggio**.

Cos'è?

L'ancoraggio ha il potere di connettere qualcosa di visto, sentito, toccato, annusato o assaggiato ad un ricordo specifico o ad una rappresentazione e porta la persona ad accedere ad una specifica emozione ogni volta che lo desidera.

Ti permette di associare qualcosa che hai sperimentato in passato e lo collega al presente.

Come Usare La Tecnica Dell'Ancoraggio

Gli elementi essenziali per svolgere questa tecnica sono i seguenti: lo stimolo e lo stato che vuoi raggiungere.

Lo stimolo può avere una forma visiva (un gesto, un'espressione del viso), uditiva (una parola pronunciata in un certo modo) o cinestetica (toccare la spalla dell'altra persona). Possono essere anche tutte e tre le cose insieme, ovviamente.

Solitamente si utilizza la tecnica dell'ancora per passare da uno stato emotivo negativo a uno positivo.

Devi concentrarti su quello che vuoi ottenere e non su quello che NON vuoi ottenere perché il cervello non riconosce la negazione, la elimina.

Ad esempio, se ti dicessi di non pensare ad un elefante

blu, la tua mente creerà quell'immagine seduta stante.

Io utilizzo questa tecnica quando faccio fatica ad addormentarmi: faccio riaffiorare nella mia mente il ricordo di essere disteso in un prato verde in montagna, durante una giornata limpida, con gli uccellini che cinguettano e l'immagine che si dipinge nella mia mente mi fa rilassare.

Più ti eserciti, più l'ancora che crei sarà forte.

MODI PER INFLUENZARE LE PERSONE

Influenzare gli altri e avere una forza guida può aiutarti a raggiungere tutti i tuoi obiettivi, sia che tu voglia migliorare il tuo business, sia che tu voglia migliorare i tuoi rapporti personali.

1 Sii Un Leader

Sii fermo e risoluto nel tuo scopo.

Devi fissare un obiettivo e perseguirlo senza lasciarti persuadere dalle altre persone a pensare come loro. Questo non significa che devi essere inflessibile e non prendere in considerazione nessuna nuova proposta.

Anche se non ti piace l'idea, almeno valuta l'opinione degli altri nella tua decisione: questo atteggiamento mostra rispetto e umiltà.

Una volta ottenuto il ruolo di leader, pensa e comportati proprio come farebbe un leader.

I leader sanno focalizzarsi sui problemi che si presentano e tentano sempre di risolverli, non si fanno abbattere dalle difficoltà e non si fanno distrarre da questioni poco rilevanti.

Per essere un leader non devi fingere: devi essere trasparente, integro in modo tale da essere di ispirazione per le persone che ti circondano e instillare in loro fiducia, sicurezza.

Come leader devi assolutamente assumerti le tue responsabilità e non dare la colpa a un membro del team per i tuoi errori, anche se questa è la strada più facile.

2 Sorridi... è contagioso!

Una parte dell'influenza positiva è mostrare apprezzamento e prendersi cura dell'altro. Questo ti aiuterà a costruire relazioni solide.

Un sorriso porta solo risultati positivi; è un gesto di accettazione immediato e fa stare bene anche le altre persone. Spesso la gente si sente più sicura, riconosce un gesto di amicizia ed è pronta a comunicare quando vede l'altro sorridere.

Ma è davvero nella tua natura sorridere?

Quando ti svegli al mattino per andare al lavoro o quando arrivi in ufficio, saluti tutti con un sorriso?

La maggior parte delle persone ha un'espressione accigliata in volto e si lascia condizionare dai pensieri negativi che li tormentano.

Sorridere è un ottimo punto di partenza e di connessione. Inoltre, ti fa sentire meglio, elimina lo stress e rilascia endorfine (rimedio naturale contro il dolore e il cattivo umore).

Quando mostri entusiasmo, le persone sono più facilmente influenzabili perché sembri molto sicuro della tua idea e sono attratte da te

3 Prenditi Il Tuo Spazio

Letteralmente.

Apri le braccia mentre parli, come se fossi su un palco e sarai percepito come un leader al comando.

Diffondere fiducia non significa far vedere al mondo quanto sei bravo a raggiungere i tuoi risultati ma il **motivo** che ti ha portato a farlo.

Solo le persone insicure sono materialiste e lo fanno per compensare la loro mancanza di sentimenti e di abilità. Infatti, tutti odiano le persone arroganti.

4 Aiuta Gli Altri Incondizionatamente

Aiutare gli altri incondizionatamente è un altro modo efficace per influenzare le persone. Secondo la legge della reciprocità, le persone sono più propense a darti o a comprare qualcosa da te se tu per primo hai fatto un passo verso di loro.

Per rendere questo principio effettivo, non chiedere loro di farti un favore in cambio appena ne hai fatto uno per loro: penserebbero che tu sia uno che fa favori solo per ottenere qualcosa in cambio.

Come quelli che mettono like a tutti senza neanche guardare la foto su Instagram solo perché vogliono like in cambio.

Nota bene che le piccole cose sono quelle che hanno un maggiore impatto: un complimento sincero o una pacca sulla spalla hanno una maggiore influenza e fanno stare bene l'altra persona.

Basta così poco.

CAPITOLO 6
E TU SEI UN BRAVO ORATORE?

Ti consideri un bravo oratore? Riesci a portare l'acqua al tuo mulino in ogni discussione?

Alcune persone – vedi, avvocati – sono nate per farlo.

Questo è uno strumento di mercato che i datori di lavoro devono adottare, specialmente quando si parla di marketing e di strategie pubblicitarie.

Tutto gira intorno alla capacità di persuadere e di influenzare gli altri. Entrambe queste abilità possono essere migliorate e applicate in ogni tipo di situazione a tuo beneficio.

La maggioranza delle persone tende ad innamorarsi e a seguire assiduamente le tendenze, ciò che "va di moda", quindi quello che puoi fare è essere sempre aggiornato in modo tale da riuscire a raggiungere un pubblico più vasto.

Se non sei un bravo oratore di natura, hai bisogno di migliorare: nessuna abilità non può essere imparata. Leggi libri, compra un corso – fai tutto ciò che puoi per diventare IL migliore. Niente ti scaverà la fossa più velocemente di un discorso pieno di "uhmm" e "cioè": sai anche tu quanto è irritante ascoltare qualcuno che non sa parlare.

Anche sapersi fermare è importante: non vorrai dare l'impressione di essere disperato, vero? Se non funziona, accetta semplicemente la sconfitta e rifletti su cosa è andato storto. Una sconfitta è sempre un ottimo modo per imparare qualcosa di nuovo e ti dà nuovi spunti per migliorare.

COME ATTIRARE L'ATTENZIONE DEGLI ALTRI (E MANTENERLA)

Troppe cose ci distraggono e cercano in tutti i modi di contendersi la nostra attenzione: proprio per questo, abbiamo sviluppato una sorta di filtro per distinguere quello che è importante da quello che non lo è.

Come facciamo ad eludere questo filtro, quindi?

1: fai passare il messaggio corretto.

Stai offrendo qualcosa, non sei lì per venderla a tutti i costi. Se i tuoi potenziali clienti percepiscono il messaggio sbagliato, tenderanno a distaccarsi e ad allontanarsi. Le persone danno più fiducia a qualcuno che porta valore nelle loro vite e che vuole insegnare loro qualcosa di nuovo. Le persone sono più propense ad ascoltarti se si fidano di te, ti rispettano e se piaci a loro. Le emozioni giocano un bel ruolo: se riesci a far sentire bene le persone in qualche modo, loro ti ascolteranno e si ricorderanno di te.

2: contatto visivo.

Durante il discorso, concentrati sulle singole persone e non cercare di raggiungere tutti con gli occhi. È utile coinvolgere il singolo, chiedere come si chiama, fargli delle domande dirette: in questo modo metterai tutto il pubblico sull'attenti perché nessuno vuole farsi cogliere impreparato o distratto. Ignora le persone che scuotono la testa o che incrociano le braccia. Focalizzati solo su quelli che ti supportano e che interagiscono in modo positivo con te, così sarai molto più sicuro e rilassato mentre parli.

3: occhio a come parli!

Fai un bel respiro e cerca di parlare molto lentamente. Sarai nervoso, il cuore ti batterà all'impazzata e di conseguenza anche le parole tenderanno a raddoppiare la velocità. Chiarisci bene il concetto, scandisci le parole e prendi il tuo tempo.

CAPITOLO 7
L'IPNOSI NON È MAGIA

Non pensare al mago che si vede sul palcoscenico e che schioccando le dita fa addormentare una persona presa dal pubblico e le fa fare tutto quello che vuole.

Elimina questa immagine dalla tua mente, perché non stiamo parlando di questo.

L'ipnosi è un meccanismo che fa parte di noi, come la respirazione. Ti sarà capitato mille volte di camminare o di guidare senza rendertene conto, senza essere pienamente cosciente di quello che stavi facendo. Hai inserito il pilota automatico: sei vigile e sveglio ma non conscio.

Oppure, magari, ti sarà capitato mentre leggi un libro che ti appassiona particolarmente: sei talmente immerso nella storia, nei personaggi e nelle emozioni che stai provando che non ti rendi conto del tempo che passa.

Allora, ti piacerebbe saperne di più sull'ipnosi?

Benvenuto nel mondo dell'ipnosi colloquiale: un'abilità che si può apprendere facilmente e che dà risultati strepitosi.

L'ipnosi colloquiale funziona così bene perché non si tratta di fare un lavaggio del cervello o di far addormentare qualcuno muovendo un oggetto davanti ai suoi occhi.

Si tratta di modificare la mente degli altri lasciandoli credere di avere sempre il pieno controllo delle loro decisioni.

Ti è mai capitato di essere in un negozio e, dopo aver parlato con un commesso, ti sei ritrovato direttamente alla cassa con la carta di credito in mano? Eppure, eri lì solo per dare un'occhiata e non per comprare qualcosa.

Probabilmente il commesso ha utilizzato una forma di ipnosi colloquiale su di te.

Allora, come si impara l'ipnosi?

In poche parole, hai bisogno di diventare un maestro nell'arte del linguaggio del corpo: devi saper leggere le espressioni facciali e i gesti molto velocemente per avere un'idea chiara della persona che stai ipnotizzando. Devi imparare a capire i messaggi subliminali nelle conversazioni e devi avere un'infarinatura generale di sociologia e di psicologia. Tutto questo potrebbe sembrarti difficile all'inizio ma, giuro, non si tratta di astrofisica.

Con l'atteggiamento giusto e tanta pratica puoi raggiungere un buon livello molto velocemente.

CAPITOLO 8
IL LINGUAGGIO DEL CORPO

Secondo le ricerche, il 93% delle impressioni si basa sul linguaggio del corpo e solo il 7% si basa sul linguaggio verbale.

Naturalmente, le élite straordinarie si attraggono a vicenda e mantengono l'interesse con il potere del linguaggio non verbale. Le persone che fanno parte di questa cerchia sanno bene che le parole non hanno lo stesso peso del linguaggio del corpo e sanno perfettamente che non si tratta solo di stare dritti e di mantenere il contatto visivo.

Si tratta di sapersi connettere con gli altri subito, dai primi minuti.

Se vuoi far parte delle persone d'élite, devi saper usare il linguaggio del corpo per connetterti: senza connessione non c'è attrazione.

Come fare?

- Continua a far ciondolare la testa lentamente

mentre parli con gli altri. Aiuta a calmarli e a mostrarti interessato. Le persone si sentiranno importanti e connesse a te automaticamente.

- Mantieni lo sguardo fisso tra gli occhi e la fronte dell'altro in modo tale da importi come leader autoritario e per guadagnare il rispetto di chi ti sta di fronte.

- Muovi le dita nel contesto giusto: passare le mani tra i capelli, grattarti la testa durante una riunione di lavoro significa far vedere a tutti che hai poca fiducia in te stesso. Giocare con i tuoi capelli durante un appuntamento galante vuol dire è diverso e ti mostra sicuro di te e sexy.

- Tenersi la nuca con entrambe le mani fa vedere incredulità – pensa ai coach durante una partita di pallavolo o di qualsiasi altro sport. Un altro gesto è guardare in basso.

- Toccarsi le dita durante una conversazione significa conoscere a fondo l'argomento trattato – pensa alle persone famose durante i talk shows.

- Camminare con le mani in tasca o in generale

nascondere le mani solitamente viene automatico quando si è tristi o insoddisfatti.

- Toccarsi il mento può avere due significati: cercare di prendere una decisione oppure giudicare cosa sta dicendo l'altro.

- Puntare il dito contro l'altro mostra aggressione quindi non fare mai questo gesto, specie con i tuoi amici o i tuoi familiari: ti metterà in cattiva luce.

- Nota il tono di voce utilizzato: se l'altro ti considera un suo pari non alzerà la voce con te o non parlerà mai troppo piano. Se prova ad alzare la voce significa che sta cercando di dominare su di te.

- Copiare i gesti dell'altro come fa uno specchio: se noti che qualcuno lo sta facendo con te, significa che vuole fare impressione su di te e vuole creare un legame.

- Quando le persone guardano verso destra (o sinistra) significa che stanno cercando di ricordare qualcosa di importante o un evento passato.

- Tirarsi un orecchio vuol dire essere dubbiosi o

incerti riguardo qualcosa

- Fai attenzione, se il tuo interlocutore si sta toccando il naso significa che ti sta mentendo

- Se l'altro gioca con qualcosa (penne, carta, telefono... qualsiasi cosa) significa che non è interessato a quello che stai dicendo e sta cercando di evitarti.

- Le persone si sfregano le mani quando non vedono l'ora di vedere o di sentire qualcosa: sono molto interessati a quello che stai per dire e hai tutto il loro interesse.

- Fai vedere i palmi quando parli così le persone avranno la certezza che non hai nulla da nascondere.

- Incrociare le braccia o le gambe significa che la persona si sente superiore alla situazione attuale; è anche un gesto che viene fatto quando si finisce di fare un discorso.

- Sedersi sul ciglio della sedia è un chiaro segno di disagio mentale e/o fisico: fa sentire a disagio anche le persone attorno a te.

- Se stai parlando con qualcuno, non continuare a spostare il peso da un piede all'altro perché il messaggio che passa è che vuoi far terminare la conversazione a breve.

- Prendi il controllo del tuo corpo e non fare movimenti troppo veloci, ti farebbero apparire nervoso. I movimenti lenti mostrano forza.

- Occhio a dove puntano i tuoi piedi e le tue ginocchia quando stai parlando con qualcuno in quanto tendiamo ad essere diretti verso le cose che ci interessano.

Il linguaggio del corpo è uno strumento che può influenzare il nostro modo di pensare e le decisioni che prendiamo. Se usato nel modo giusto, ti dà la possibilità di influenzare gli altri proiettando i tuoi movimenti, le tue espressioni del viso su di loro.

Quando i tuoi gesti sono carichi di positività ti senti più in controllo della situazione e l'altra persona sarà più propensa ad imitarti (vedi: tecnica a specchio).

Sappiamo che usare il linguaggio del corpo in senso positivo influisce sullo stato d'animo delle persone attorno a noi. Prova a pensare ad un comico: spesso la battuta fa ridere, ma sono i movimenti che fa e le espressioni che alimentano la reazione del pubblico.

LINGUAGGIO DEL CORPO QUANDO PARLI PUBBLICAMENTE

Per essere efficace, una persona che parla pubblicamente deve essere in grado di esprimersi sia con il linguaggio verbale sia tramite quello non verbale. Uno che parla come se stesse leggendo e che sia aggrappa al leggio non mostrerà così tanta fiducia nelle parole che dice ma sembrerà nervoso e darà l'impressione che non conosca l'argomento che sta trattando.

Se sei su un palco e non sai come intrattenere il pubblico, prova a muoverti, a camminare avanti e indietro per poi tornare dietro al leggio. In questo modo le persone non potranno fare a meno di notarti e non si annoieranno.

Quindi muoversi tanto va bene?

La risposta è soggettiva, comunque ti suggerisco di registrare la tua presentazione e di studiarla attentamente.

Se di solito durante una conversazione gesticoli molto, allora usa questa tua caratteristica anche quando sei in pubblico. Sii te stesso e comportati come se stessi parlando solo con una persona.

Prendi nota della tua postura, di come ti poni, dei movimenti che fai con le braccia o con le mani e osserva anche le tue espressioni del viso. Cosa vedi?

Se stai dicendo ai tuoi amici che hai vinto dei biglietti per il concerto della tua band preferita, senti l'entusiasmo nella tua voce?

E il tuo corpo si muove di conseguenza o se in piedi dritto come un palo impassibile?

Tutto deve combaciare.

Se il linguaggio del corpo dice una cosa e la tua voce ne dice un'altra metti dei dubbi nei tuoi interlocutori. Non avere paura di esprimerti con la voce e con il linguaggio non verbale.

LA PRIMA IMPRESSIONE CONTA?

Ci vogliono dai sei a dodici secondi per avere un'opinione di qualcuno. L'immagine mentale che si è formata nella nostra mente determina l'interazione con la persona che abbiamo di fronte, in quanto dobbiamo essere in linea con i nostri pensieri, non possiamo contraddirci.

La società e la cultura ci influenzano molto: tendiamo ad essere attratti da ciò che la società approva, dal modo in cui ti atteggi, da come sei vestito.

Prendi il controllo dando agli altri le giuste informazioni che ti facciano apparire professionale, attraente e intelligente.

Mantieni una buona postura per mostrarti autorevole. Allinea il tuo corpo con quello delle persone con cui stai parlando per mostrarti interessato.

Non incrociare le braccia altrimenti sembrerai sulla difensiva.

Lavora sulla tua stretta di mano: deve essere forte ma non troppo, le mani non devono essere fredde e nemmeno sudate.

CAPITOLO 9
COME ENTRARE NELLA MENTE DI UNA PERSONA

Come manipolare mentalmente qualcuno è un'abilità innata in ognuno di noi ed è importante allo stesso livello di comunicare e di sapersi relazionare con le persone.

Quando parliamo con gli altri, li obblighiamo ad ascoltarci e a capire i nostri credo se non sono già d'accordo con noi.

Basiamo il nostro successo sulla reazione dell'altro: se la risposta è favorevole e positiva ci sentiremo soddisfatti, altrimenti il nostro subconscio farà ricorso ad altri argomenti per manipolare l'altra persona a darci ragione.

Nessuno vuole essere manipolato, ma dimentichiamo che ogni decisione che prendiamo ed ogni azione che compiamo sono il risultato della manipolazione nascosta che subiamo.

I messaggi subliminali sono così potenti che molti stati hanno proibito alle campagne pubblicitarie di farne uso.

La parola magica in questo contesto è "immagina".

Un manager che vuole convincere un impiegato a finire il lavoro prima della scadenza farà leva sul lato emotivo, dicendo: "So che è stata una giornata lunga, ma **immagina** la soddisfazione che avrai domani quando entrerai in ufficio e il lavoro sarà già finito".

Rendendo vivida un'immagine nella mente di una persona, hai l'accesso diretto alle sue emozioni tramite la psicologia subliminale. È proprio quell'immagine che rende impossibile resistere alla richiesta fatta.

Per rendere questa tecnica ancora più potente, hai bisogno di una parolina in più che mostra rispetto, individualismo e riconoscimento: chiedere e ripetere il nome proprio della persona con cui stai interagendo.

Perché in mezzo a una folla quando senti il tuo nome istintivamente ti giri?

Sentire il tuo nome attiva una campanella nel cervello che ti fa reagire più velocemente, attiva la tua concentrazione a prescindere che il messaggio sia rivolto proprio a te oppure a un omonimo.

Sapere che quello che stai per sentire è diretto a te forza la tua mente subconscia a concentrarsi e ad ascoltare.

MESSAGGI SUBLIMINALI

I messaggi nascosti sono diretti al subconscio delle persone causando loro **l'urgenza** di usufruire di quel servizio e di acquistare quel prodotto.

La persuasione subliminale è un'arte e si riferisce alla capacità di far assimilare un'informazione a livello inconscio.

Applicato alla pubblicità, il messaggio subliminale dovrebbe invogliare il consumatore a comprare quel determinato prodotto.

Questi messaggi possono essere visivi, quindi trattano immagini nascoste in un'altra immagine (pensa al logo del Toblerone che nasconde un orso) o si creano figure diverse da quelle percepite realizzando un'illusione oppure ancora si gioca sul doppio senso.

COME CONTROLLARE LA MENTE

Sapere come controllare la mente ti dà un grande potere su te stesso, sugli altri e sulle situazioni sociali. Puoi far fare a chiunque quello che vuoi, premesso che tu sappia come influenzare le persone.

Le tecniche che ti mostrerò a breve sono semplici ed efficaci. Puoi applicarle a chiunque. Inoltre, sono talmente sicure da usare che puoi applicarle anche al tuo bambino se fa i capricci e non vuole fare i compiti.

Fai sentire l'altro in debito con te.

Probabilmente hai utilizzato questa tecnica varie volte senza essere consapevole che fosse un modo per influenzare l'altro. L'unica cosa che devi fare è sottolineare il perché meriti di avere quello che vuoi dall'altra persona. Puoi ricordare a un amico come l'hai aiutato in passato. Una mamma può dire a suo figlio: "Sono tua madre. Ti voglio bene e ho fatto così tanto per te. Se facessi questa piccola cosa mi renderesti molto felice".

La chiave del successo è usare parole forti come **amore**, **felicità** ed è importante evidenziare le conseguenze positive che ci saranno se l'altro farà quello che vuoi.

Non dare la possibilità all'altro di dire no.

Chiedi sempre il **perché** o **come fare per** in modo tale da eliminare completamente la scelta sì/no.

Chiedi a qualcuno come ti può aiutare e non se ti può aiutare; la frase: "Cosa facciamo ora" è più efficace di: "Possiamo fare qualcosa?".

Esalta la comunicazione non verbale per avere un'influenza diretta alla mente subconscia.

Può sembrare complicato a primo impatto, ma come ho detto prima tutte queste tecniche sono semplicissime. Comunicare "di nascosto" significa utilizzare le tue espressioni facciali, i gesti e il tuo tono di voce per far passare un messaggio.

Quando dici a qualcuno che stai bene ma hai una faccia devastata, è ovvio che non stai bene.

Puoi usare questa forma di comunicazione per influenzare gli altri.

Uno dei modi più semplici è dire "Sì sono d'accordo!" e fare una faccia aggrottata. L'altra persona si agiterà e sarà pronta a fare quello che vuoi – o al massimo negozierete.

Mostra i benefici che l'altro avrà se farà quello che vuoi tu.

Spesso questa tecnica viene utilizzata nelle vendite, ma può essere applicata ovunque.

La chiave del successo è far passare il messaggio che l'altra persona vuole fare quella determinata cosa e tu sei imparziale nella sua decisione.

Se non vuoi portare il tuo cane fuori, puoi chiedere al tuo coinquilino che è appena stato lasciato, dicendo che là fuori potrebbe incontrare la donna della sua vita.

PASSIAMO ALLA PRATICA!

Le fondamenta del controllo mentale si basano sulla fiducia in noi stessi: magari ora non hai l'autostima al 100% ma facendo pratica vedrai che anche le persone intorno a te non potranno fare a meno di notare la tua sicurezza.

Cercare di trovare quale tipo di tecnica utilizzare in situazioni diverse potrebbe essere ingannevole all'inizio, devi avere pazienza e i risultati non tarderanno ad arrivare.

Se parli con gli esperti di controllo mentale, vedrai che tutti hanno una cosa in comune: capiscono a fondo la natura umana. Hanno appreso questa abilità leggendo libri e analizzando ogni situazione nel corso della loro vita.

I SEGRETI DEL POTERE PSICOLOGICO

Stai per scoprire i segreti dell'ipnosi utilizzata nel controllo della mente.

Una cosa che devi realizzare è che quando cerchi di dare una direzione alle persone, di farle pensare come vorresti tu, spesso avranno paura e cercheranno di portare la conversazione da un'altra parte.

Ecco perché è fondamentale mantenere il controllo della conversazione.

Esistono dei concetti errati quando si costruisce un rapporto. Molte persone pensano che si debba parlare degli interessi comuni, ma non è così: un rapporto si basa sul mostrare loro che hai la possibilità di dare quello che vogliono o di aiutarli a raggiungere i loro obiettivi.

Devi saltare i blocchi di coscienza e le difese e andare dritto allo schema della mente subconscia, quella che determina le loro azioni, i loro sentimenti e i loro pensieri.

Prima di diventare abile a controllare gli altri, devi essere in grado di controllare te stesso.

CAPITOLO 10
LA MANIPOLAZIONE NELLE RELAZIONI

Ogni tanto fai qualcosa che non vuoi fare davvero? Come ti senti quando qualcuno vicino a te ti suggerisce che cosa fare contro la tua volontà?

Le persone usano la manipolazione per avere il controllo su ogni cosa: persone, eventi e le loro stesse vite. È un meccanismo di autodifesa per sentirsi potenti e la potenza li fa sentire euforici.

Il manipolatore si vede al centro dell'universo e tutto il resto ruota intorno a lui. È felice con la sensazione di avere il controllo su ogni cosa, si sente un po' empatico e fa poco per gli altri a meno che sia vantaggioso per lui.

Una volta identificato un manipolatore fa la scelta giusta: ignoralo, evitalo e impara a dire no.

I PULSANTI PSICOLOGICI

Sei particolarmente vulnerabile alla manipolazione? Ti senti sempre un burattino a lavoro, a casa o addirittura con i tuoi amici?

Il primo passo per ridurre questa sensazione è riconoscere i pulsanti psicologici dentro di te, quelli che una volta premuti fanno scattare l'inizio della manipolazione (non a tuo favore).

1. Hai il bisogno costante di essere approvato e accettato

È normale voler essere accettato ma molte persone sono alla ricerca di approvazione per ogni minima cosa che fanno e quindi sono più propensi ad essere manipolati perché si basano sull'opinione e sui consigli degli altri. La persona che ti manipola ti farà provare uno stato d'ansia perenne e non troverai mai nulla di buono in quello che fai. Pensa a te stesso e non fare completo affidamento su quello che dicono gli altri.

2. Provi emozioni negative

Alcuni di noi sono molto sensibili alle emozioni negative, ai conflitti o ai confronti. Questo significa che modificano i loro comportamenti per evitare la rabbia e il conflitto. Alcuni manipolatori fanno apposta ad alzare la voce semplicemente per far agitare la vittima e per confonderla.

3. Accontenti gli altri e cerchi sempre di essere gentile

Le persone che accontentano tutti non sono focalizzate su loro stesse e si concentrano su quello che non possono controllare, ovvero la felicità degli altri e la loro pace interiore.

Attenzione: cercare di accontentare gli altri non è un male, anzi, essere altruisti e generosi sono valori positivi. Però c'è sempre chi esagera e non sa mai dire di no.

Accontentare gli altri diventa un problema quando, pur di non deludere le aspettative degli altri, accetti qualsiasi situazione anche se non è di tuo gradimento e se *quella volta* che dici no sei invaso da un senso di colpa che non ti fa stare bene.

Se ti riconosci in quello che hai appena letto, devi smetterla di essere così accondiscendente in quanto l'insoddisfazione e il malessere dentro di te aumentano e ti logorano.

Scrivi questi 5 punti su un foglio e appendilo al tuo frigorifero, così da stamparteli bene in mente:

- **Non si può piacere a tutti** – è un dato di fatto, non è colpa di nessuno. È così e basta. Se assumi un atteggiamento accomodante solo per essere accettato, per fare parte del gruppo ci sono altissime probabilità che le persone ti useranno e non entrerai nelle loro grazie, la situazione non cambierà.

- **Non sei una fonte di energia che si auto-alimenta** – quando fai di tutto per accontentare gli altri, sia psicologicamente che fisicamente, ad un certo punto l'energia finirà. Il rischio di rimanere senza energia per sé stessi è dietro l'angolo.

- **Impara a dire di no** – rifiutare richieste insistenti di continuo non fa di te una persona egoista ma renderà sana quella relazione. Continuare a reprimersi fa accrescere il senso di inadeguatezza e una relazione duratura non può essere basata su questa sensazione.

- **Pensa a te e i pochi che rimarranno ti seguiranno** – quando smetterai di essere lo zerbino della situazione, la tua lista di amici si scremerà drasticamente. Non preoccuparti, è del tutto normale e questa operazione porterà alla luce solo le relazioni genuine.

LA MANIPOLAZIONE EMOTIVA

La manipolazione emotiva è composta da due persone **complementari**: una ha bisogno di avere sempre tutto sotto controllo e di avere sempre ragione, l'altra lo idealizza e cerca sempre il suo consenso.

In una relazione non equilibrata il potere è nelle mani del manipolatore che fa di tutto per avere il completo controllo e fa credere alla vittima di avere un minimo di potere decisionale.

Come si manifesta la manipolazione emotiva?

Attraverso una comunicazione ambigua e passivo-aggressiva. L'altro ti fa sentire in colpa, rigira le tue parole, nega di aver detto o fatto qualcosa fino al punto di farti dubitare di te stesso, accentra l'attenzione sui suoi problemi sminuendo i tuoi e così via.

All'inizio di una relazione è tutto rose e fiori, ognuno dà il meglio di sé. Osserva attentamente il suo comportamento in presenza delle persone che conosce da sempre: noti astio, prepotenza o sensazioni negative? Prima o poi, quegli atteggiamenti saranno rivolti a te.

Il problema è che spesso la persona manipolata non è consapevole di quello che sta succedendo e trova sempre delle giustificazioni per il comportamento del partner.

Dove non arriva la ragione, però, ci sono sempre le emozioni che non sbagliano mai: se il sentimento principale è negativo, si vive in uno stato d'ansia perenne, conviene allontanarsi da quella persona, che si parli di amicizia o di amore.

PERCHE' I MANIPOLATORI SI COMPORTANO IN QUESTO MODO?

Le ragioni principali sono le seguenti:

1. Si sentono un passo avanti e hanno bisogno di sentirsi superiori rispetto alle persone vicine a loro quindi continuano a fare paragoni per sminuirti o paragonano loro stessi ad altri per innalzarsi. Ah, ovviamente il loro pensiero è l'unico che conta: si

inizia dalle piccole cose come la scelta del film e si arriva alle cose più serie.

2. Hanno la necessità di controllare le persone e spesso questo bisogno è collegato al loro sentimento di inadeguatezza e di inferiorità. I manipolatori proiettano la necessità di controllare loro stessi sugli altri.

Hai poche possibilità di cambiare la natura di un manipolatore perché ha sviluppato le sue abilità come corazza contro le proprie paure.

L'unico modo per cambiare il loro comportamento è modificare le tue reazioni facendogli perdere il senso di controllo che è certo di avere oppure, meglio ancora, allontanarti.

CAPITOLO 11
COME INFLUENZARE GLI IMPIEGATI E AUMENTARE LA PRODUTTIVITA'

Motivare gli impiegati non è un compito semplice, specialmente quando non credono genuinamente alla tua azienda o quando non capiscono perché devono dare il massimo per svolgere il loro lavoro.

Alcuni manager utilizzano la tecnica della ricompensa o della punizione ma queste sono soluzioni a breve termine.

Ci sono dei capi che sanno perfettamente come trarre il meglio dai propri impiegati in un modo molto efficace.

La **comunicazione** è la chiave di tutto.

Una volta che li rendi partecipi delle decisioni dell'azienda e non li tratti solo come impiegati che devono fare il compitino, avrai guadagnato la loro fiducia.

Promuovi la positività sul luogo di lavoro. Ispirali a dare sempre il meglio. La comunicazione positiva dà risultati più duraturi rispetto ad una ricompensa e ti aiuterà ad essere un capo migliore.

INSODDISFAZIONE LAVORATIVA

Se sei un impiegato, è meglio identificare una situazione sgradevole a lavoro prima di rimanerci bloccato per anni. Vale lo stesso discorso se sei il capo dell'azienda: è sempre utile sapere quali sono le maggiori cause di insoddisfazione a lavoro.

I motivi principali sono tre:

1. la tua azienda – la compagnia non è funzionale ed è oggettivamente un pessimo posto in cui lavorare.

Molte aziende creano un ambiente lavorativo non degno di essere vissuto per otto ore (o più) lavorative. Il problema può essere causato sia dalla parte fisica, quindi dall'interior design non curato che crea un ambiente asettico, oppure dalle persone che lavorano in quel posto. Gli impiegati sono sempre nervosi, si urlano addosso, continuano a litigare per cose futili e nessuno fa squadra.

Nessuno riceve promozioni – stai aspettando che il tuo manager muoia per ricevere una promozione? La compagnia deve dare la possibilità di crescita ad ogni impiegato nel suo settore facendolo partecipare a corsi per migliorare costantemente le abilità della persona.

Le responsabilità aumentano senza trovare corrispondenza nella credibilità della persona – se l'azienda si aspetta che tu diriga progetti e programmi, allora deve accertarsi che tutti sappiano del tuo nuovo compito. Un annuncio pubblico, un nuovo titolo lavorativo ti aiuteranno a far sapere a tutti che non stai facendo il capetto della situazione, ma stai solo svolgendo il tuo lavoro.

Le abilità personali non sono promosse – spesso le aziende assumono amici di famiglia o, peggio ancora, membri della famiglia e non persone qualificate per il lavoro che devono svolgere.

Riorganizzare costantemente l'ufficio – crea solo confusione e mancanza di sicurezza negli impiegati.

Non avere rispetto delle persone che lavorano per te –

gli impiegati vengono trattati come dei beni di proprietà, nessuno chiede mai la loro opinione, non sono indipendenti, non hanno privacy…

L'apparenza conta più dei risultati – le aziende spesso scelgono di valutare le ore di lavoro, il quantitativo di riunioni che vengono fatte e non la produttività.

Si lavora sempre, non si fanno ferie – le ferie si vedono solo sugli annunci di lavoro ma non possono essere fatte perché c'è troppo lavoro da fare e chi le chiede sarebbe etichettato come pigro, fannullone. Le ferie accumulate vengono perse, così come la vita degli impiegati: se non hanno modo di rilassarsi almeno una volta l'anno, tanto vale non fare l'impiegato ma aprire un posto tutto suo, non trovi?

Lo stipendio (se arriva) arriva in ritardo – se accade una volta dovuto a qualche errore è perdonabile e può capitare, ma se diventa la norma allora quel posto di lavoro sta rubando il tuo tempo prezioso.

Nessuno viene mai licenziato – un cattivo lavoratore può abbattere tutto il team. Il capo deve saper riconoscere queste persone negative e licenziarle, se necessario. Non deve passare il messaggio che "Ognuno fa quello che vuole, tanto nessuno mi licenzia" altrimenti la tua azienda perderà credibilità.

2. Il tuo capo – come leader e come persona

Il capo ha il compito di rendere il lavoro piacevole, deve spronare gli impiegati a fare di meglio e a lavorare motivati. Esistono però anche capi che non sanno fare il loro lavoro e creano un ambiente di terrore psicologico che non aiuta nessuno a progredire.

Ecco le caratteristiche di un pessimo campo:

Tutto ha la massima priorità – qualsiasi progetto è urgentissimo e deve essere fatto all'istante. Questo crea allarmismo e stress inutile negli impiegati. Un bravo capo sa che non si può sempre stare sull'attenti e insiste sulla priorità quando è davvero il caso, non a prescindere.

Il capo è troppo emotivo ed egoista – molti pensano che per guadagnare il rispetto degli impiegati si debba urlare invece che parlare normalmente. La mancanza di controllo è sintomo di insicurezza e di frustrazione.

Manipola le situazioni a suo vantaggio – fa promesse mai mantenute, diminuisce lo stipendio e aumenta le ore lavorative... sa che non ci sono molti posti di lavoro al giorno d'oggi e quindi approfittano degli impiegati.

Non sa dare un feedback o una linea guida per migliorare – gli impiegati devono sapere se il loro duro lavoro è apprezzato oppure no, non possono continuare a lavorare come muli alla cieca.

Il capo non si fida dei suoi impiegati – continua a controllare e a chiedere cosa stai facendo. Va bene se sei nuovo o se per qualsiasi motivo hai bisogno di una supervisione. Ma se lavori nello stesso posto da anni allora c'è un problema di fondo: mancanza di fiducia. La situazione peggiora quando il capo è un incompetente e insiste nel commentare ogni azione che fai e a starti letteralmente dietro la sedia (per non dire altro).

Il capo non è mai in ufficio – se non guida lui il suo team, lo farà qualcun altro. Vuol dire che un impiegato si improvviserà capo senza essere autorizzato e di conseguenza la situazione lavorativa sarà stressante e poco serena.

3 il tuo ruolo – cosa vuoi dal tuo lavoro vs cosa stai ottenendo dal tuo lavoro

Magari il problema non è l'ambiente lavorativo e non è il tuo capo: semplicemente quello non è il posto per te.

Non è quello che ti aspettavi – pensavi di ricevere uno stipendio più alto e invece vieni pagato una miseria. Se non vieni pagato per quello che vali, non sarai felice di andare al lavoro.

Non hai interesse in quello che fa la compagnia – bisogna dire qualcosa in merito all'essere fieri di fare il proprio lavoro. Se pensi che le cicche siano dannose per l'ambiente allora sarà difficile essere di buon umore se lavori per un'azienda che le fabbrica. Se odi quello che fa la tua azienda, l'unica motivazione che hai è lo stipendio. Se anche quello non è niente di che allora la tua motivazione sarà minima. Al contrario, se credi davvero nella mission della tua compagnia, pensi che sia un bene per l'ambiente, allora sarà motivante e piacevole andare al lavoro.

Lavori duramente ma non hai nessuna ricompensa – tutti i giorni sembrano uguali, non importa quanto impegno ci metti: non vedi comunque i frutti del tuo lavoro.

Non stai facendo quello che ami – passi la maggior parte del tempo al lavoro ogni giorno. Stai facendo quello che ami o almeno quello in cui sei bravo? Se la risposta è no, stai perdendo tempo e stai vivendo per pagare le bollette.

CAPITOLO 12
CRESCITA PERSONALE: TROVA LA PACE DENTRO DI TE

Così come esistono modi adeguati a gestire una compagnia, esistono modi efficaci per gestire la tua vita.

Esistono migliaia di libri che parlano di questo argomento, ma la maggior parte non si riescono a leggere. Comunque, rimane il fatto che molte persone hanno abitudini limitanti che non consentono loro di raggiungere i loro traguardi e il loro massimo potenziale.

Alcuni consigli contenuti nella letteratura della crescita personale sono validi, il problema si pone quando questi suggerimenti devono essere messi in pratica per far sì che siano efficaci.

GUARDA E IMPARA

Impara dal successo è il consiglio principale di Peter Drucker, re dei guru: se in una situazione vedi che tutti falliscono e pochi hanno successo domandati che cosa hanno fatto di diverso rispetto agli altri. Guardati intorno e copia quello che fanno le persone di successo a modo tuo. Funziona!

STABILISCI DEGLI OBIETTIVI

Lo stress e il fallimento sono il risultato del conflitto tra i vari ruoli che hai nella vita, ad esempio tra il tuo lavoro a tempo pieno, il tuo ruolo di genitore, il tuo ruolo di partner ecc. Non puoi essere perfetto in tutti i ruoli che svolgi.

È utile fare una lista in ordine di importanza di tutti i ruoli della tua vita. Consulta spesso questa lista e chiediti se stai svolgendo bene il tuo compito o se stai dando più importanza a un ruolo rispetto che ad un altro. Con il tempo imparerai a gestire meglio la tua energia.

Gli obiettivi devono essere specifici, raggiungibili, misurabili e devono avere una data di scadenza. Visualizzali giornalmente in modo tale da restare concentrato e motivato.

È importante che gli obiettivi che stabilisci siano di processo e non di risultato.

Gli obiettivi di processo sono quelli che ti fanno

sviluppare un'abitudine: se vuoi perdere dei kg di troppo, puoi iniziare a fare movimento tutti i giorni per poco tempo, diciamo 10 minuti.

Una volta appresa l'abitudine, sarà più semplice passare ai 15 minuti e così via e a quel punto avrai perso quei kg di troppo come conseguenza della tua nuova abitudine.

Il segreto è trasformare un obiettivo di risultato in un obiettivo di processo così da renderlo un'abitudine e passare subito all'azione.

IMPOSTA LE TUE PRIORITA'

Probabilmente hai molte cose da fare e poco tempo a disposizione e proprio per questo motivo è fondamentale dare la giusta importanza ad ogni cosa. Fai prima le cose difficili così il resto della giornata sarà in discesa.

INTERROGATI

La tua vita lavorativa potrebbe essere molto più semplice se ti domandassi: tutti gli sforzi che faccio sono necessari?

Non dare per scontato nulla perché spesso quello che

è sempre stato fatto in quel determinato modo magari non è così efficace come tutti credono.

VALUTA I TUOI PROGRESSI

Valuta te stesso costantemente, senza giudicarti e senza impuntarti sugli errori che hai commesso. Dai più importanza alle cose che hai fatto bene e ai tuoi sentimenti positivi. Fai una lista dei tuoi punti di forza e cerca di capire se stai usando tutte le tue abilità nella vita di tutti i giorni.

È importante identificare anche i tuoi punti deboli in modo tale da capire se è possibile migliorare qualcosa.

CAMBIA LA TUA VITA

Come società, siamo sempre stanchi, abbiamo problemi a dormire la notte e abbiamo poca energia da spendere con i nostri cari o per fare le cose che amiamo. Non abbiamo energia neanche per cucinare un piatto sano… perché?

Perché la maggior parte della nostra riserva di energia viene risucchiata ogni giorno facendo un lavoro che odiamo.

Scoprire che cosa ti piace non è il risultato di un sondaggio a crocette. Può essere un processo che dura una vita. Lungo la strada farai diversi lavori che ti porteranno a capire cosa ti piace e cosa no.

Identifica i tuoi valori e crea una lista di obiettivi correlati.

Identifica il tuo temperamento.

- Molti di noi hanno imparato quali sono i punti di forza, cosa ci viene naturale fare.

- Potresti non esserne ancora a conoscenza; potresti aver continuato a cantare come soprano per tutti questi anni quando in realtà sei un contralto.

- Devi scoprire qual è il tuo talento naturale e svilupparlo.

Esplora varie possibilità e scegline una da provare.

- È come scegliere se voler imparare a suonare il piano o il violino

- La tua decisione rifletterà i tuoi valori, i tuoi

obiettivi e il tuo temperamento.

Prova delle alternative

- Dovrai provare diverse opzioni prima di capire cosa è meglio per te.
- Datti tempo.

Poi fallo e basta.

- Molti di noi sono molto bravi a scegliere ma non tanto a FARE

CONCLUSIONE

Tutti noi utilizziamo la manipolazione nella vita di tutti i giorni: chi più e chi meno. Cerca di usare la persuasione in modo etico. Molti credono che si possa imparare e credono di poter influenzare tutti, così come dirlo: come se fosse una pozione magica da lanciare a qualcuno che poi diventerà il suo personalissimo schiavo mentale.

Una cosa del genere potrebbe esistere nei film o nei libri di fantasia, ma nella realtà ci vorrà molto lavoro, molto sforzo per influenzare una persona. Comunque, la maggior parte della preparazione viene fatta imparando i principi della persuasione.

È semplice leggere un libro o seguire un corso sulla persuasione: la parte difficile è mettere in pratica ciò che si è appreso.

Un buon modo per diventare un maestro della persuasione è concentrarsi su una tecnica specifica alla volta. Ti dai una settimana in cui ogni azione è volta ad utilizzare quella determinata tecnica, così entra direttamente nel tuo subconscio e verrà in automatico.

Pensa a come usare la persuasione.

Cosa vuoi ottenere? Cosa ti motiva?

Avere degli obiettivi tangibili e concreti aiuterà la tua mente subconscia a concentrarsi sulle informazioni rilevanti e a filtrare ciò che non serve al tuo scopo.

Un'altra cosa da tenere a mente è avere obiettivi positivi, mai negativi. Quindi invece di non far fare qualcosa a qualcuno, fai fare altro. Questa è un'ottima regola perché la mente subconscia non riconosce la negazione.

Senza dubbio, alcuni di voi si riconosceranno nei pulsanti che ho menzionato in un capitolo del libro.

Questi pulsanti sono collegati alla mancanza di autostima e vi rende vulnerabili alla manipolazione. Essere consapevoli di questi tratti è solo l'inizio del percorso per diventare resistenti alla manipolazione.

Il vero problema si pone quando questi tratti sono parti dominanti della vostra personalità. È importante per le vittime essere consapevoli che si può sempre cambiare.

È più facile cambiare come vittima che come manipolatore.

La prima cosa da fare è riconoscere i segnali di manipolazione negli altri.

La seconda cosa è capire cosa ti rende suscettibile alla manipolazione.

La terza cosa è capire quale tecnica sta usando con te il manipolatore.

L'ultimo step sarà imparare le strategie di resistenza e metterle in pratica.

Non andartene subito; un'ultima cosa.

Se ti è piaciuto questo libro e l'hai trovato utile, ti sarei molto grato se lasciassi una piccola recensione.

Il tuo supporto farà davvero la differenza e dato che leggerò tutte le recensioni personalmente, saprò come migliorare ancora di più questo libro.

Grazie mille!

Printed by Amazon Italia Logistica S.r.l.
Torrazza Piemonte (TO), Italy